RAPPORT

SUR

LA VACCINE,

Ou Réponse aux Questions rédigées par les Commissaires de l'École de Médecine de Paris, sur la pratique et les résultats de cette nouvelle Inoculation en Angleterre et dans les Hospices de Londres, où on l'a adoptée.

Par A. AUBERT,

DOCTEUR EN MÉDECINE.

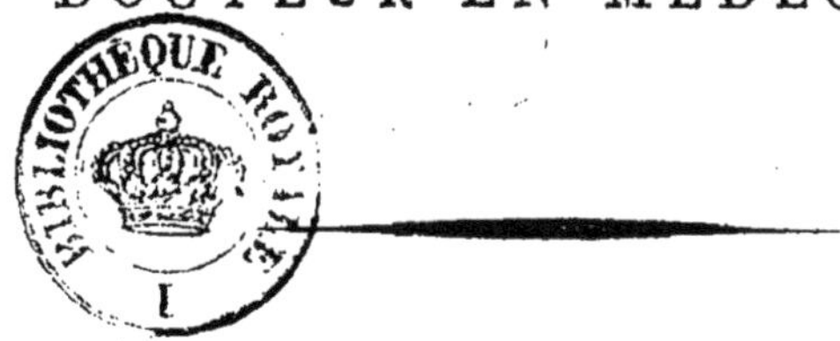

A PARIS,

Chez Richard, Caille et Ravier, Libraires, rue Haute-Feuille, n°. 11.

AN IX.

AVANT-PROPOS.

On a donné le nom de *Vaccine*, à une espèce de bouton, particulière au pis des vaches. Par le contact du pus qu'il renferme, ce bouton se reproduit sur l'homme, et lui ôte la susceptibilité de prendre la petite vérole. Le docteur Jenner fut le premier Médecin qui, jugeant cette tradition des gens de la campagne digne d'examen, étudia la nature et les effets de cette éruption pustuleuse, appelée en Angleterre *Petite Vérole des vaches*. En 1798, ce Médecin en donna la description, avec une suite d'expériences et d'observations. Il prouvoit que cette maladie se propage par inoculation, comme la petite vérole, et qu'elle en est le préservatif, quoiqu'elle ne produise jamais qu'un seul bouton. L'ouvrage de Jenner fixa l'attention des Anglais : plusieurs Médecins répétèrent ces expériences ; en peu de temps ils parvinrent à connoître la vérité, ils se hâtèrent de la répandre.

Le bruit de cette heureuse découverte étoit à peine arrivé jusques à nous, que déjà en Angleterre plusieurs milliers d'individus avoient joui de l'immense avantage qu'une maladie, qui se borne à une affection locale, a sur une maladie aussi grave que la petite vérole. En France, l'Institut National et l'École de Médecine, nommèrent des Commissaires pour examiner cette découverte ; mais quelque impatience qu'ont eut de répéter les expériences des Anglois, on ne put le faire tout de suite. Cette maladie des vaches n'est pas connue sur le continent ; si elle y existe, elle n'a pas encore été observée. Il fallut attendre que les Anglais nous envoyassent de la matière des boutons : la difficulté des communications empêcha pendant long-temps, que ce virus put nous parvenir avant qu'il eut perdu son efficacité. Rebuté par les tentatives infructueuses que j'avois faites conjointement avec M. Pinel, au commencement de l'an 8, je résolus d'aller en Angleterre. Les Commissaires de l'Ecole de Médecine, me remirent des questions dont les trois points principaux regardoient, 1°. l'éruption pustuleuse du pis des vaches, qui fournit la matière à inoculer; 2°. le choix de la matière et les moyens de lui conserver son efficacité; 3°. la marche de la Vaccine considérée dans l'homme.

M. Jenner, et M. Woodville médecin de l'hôpital de la Petite Vérole et de la maison d'Inoculation de Londres, mirent beaucoup d'empressement à me fournir les moyens de connoître la vérité que je venois chercher auprès d'eux. Ces deux inoculateurs avoient obtenu des résultats différens en inoculant l'un et l'autre la même maladie. Cette différence fesoit le sujet d'une des questions les plus importantes que l'École de Médecine m'avoit chargé d'examiner. Jenner affirmoit que la maladie se borne à une éruption locale ; Woodville citoit un grand nombre de cas d'une éruption varioleuse à la surface du corps. Pour me mettre à portée de juger par moi-même, M. Woodville m'offrit d'entrer comme élève dans son hospice, et de suivre avec lui les inoculés qu'il avoit en ville. Si j'ai pu satisfaire à quelques-unes des questions qu'on m'avoit remises, je le dois à ce Médecin philantrope ; si mon rapport est de quelque utilité, M. Woodville aura en France, comme en Angleterre, contribué à répandre cette utile découverte.

Quoique mes descriptions soient fondées sur des observations faites en Angleterre, on peut en faire usage dans d'autres pays. L'expérience nous a montré que la Vaccine est la même dans tous les lieux où on l'a transportée. Nous devons au zèle infatigable des Médecins qui composent le Comité médical de la Vaccine, de posséder à Paris ce préservatif de la petite vérole (1). A Genève, six cens personnes ont déjà été inoculées par cette nouvelle méthode : un médecin anglais, M. Nowel, l'a également répandue dans Boulogne-sur-Mer. Les rapports de tous ces inoculateurs coincidant parfaitement, prouvent que la nature,

---

(1) M. Woodville a eu la satisfaction d'aider ce Comité dans ses recherches, en lui donnant le moyen de les continuer. La matière de Vaccine dont on se sert à Paris, a été prise dans la maison d'Inoculation à Londres. Arrivé à Boulogne-sur-Mer, M. Woodville inocula trois enfans. A Paris il inocula avec la matière que ces enfans lui fournirent, le fils du citoyen Colon : c'est le bras de cet enfant qui a procuré le virus pour les inoculations qu'on a faites depuis lors en France.

ainsi que les effets de ce nouveau virus,
sont les mêmes dans tous les temps,
dans tous les lieux, et que nous pouvons nous emparer des observations des
Anglais, commme nous nous sommes
emparés de leur découverte.

RAPPORT

RAPPORT

SUR

LA VACCINE.

LES Médecins qui ont traité de la Vaccine, Jenner qui nous l'a fait connoître, Woodville qui l'a répandue, Pearson, Odier, Decarro et plusieurs autres, ont recueilli avec soin les résultats de leurs inoculations : graces à l'exactitude avec laquelle ils ont présenté ces différens tableaux, on a bientôt possédé une histoire complette de cette maladie ; mais l'insertion du virus de la Vaccine, n'ayant pas chaque fois produit précisément les mêmes effets ; quelques symptômes ayant paru sur un individu, et ne s'étant point présentés sur un autre, il reste un dernier pas à faire pour rendre la description de la Vaccine aussi utile qu'elle est déjà exacte. Il faut déterminer parmi ces différens symptômes, quels sont ceux dont la présence est nécessaire à la réussite de l'inoculation, et nous donne la certitude que la Vaccine a agi sur la constitution du sujet inoculé.

A

Nous appellerons *symptômes nécessaires* ou *essentiels*, ceux qui ont garanti de la petite vérole, lors même qu'ils ont paru seuls ; *symptômes concomitans*, ceux qui produits par la Vaccine, ne garantissent point de la petite vérole, lorsqu'ils paroissent indépendament des premiers ; et *symptômes acciden-tels*, ceux qui sont survenus quelquefois à la suite de l'inoculation de la Vaccine, mais que toute autre tumeur auroit pû produire également.

Cette division est fondée sur la nature de la chose, et les nombreuses expériences faites en Angleterre, nous ont mis à même de déterminer d'une manière précise, quels sont les symptômes que l'on doit ranger dans l'une où l'autre de ces trois classes. Nous avons appris que le seul symptôme essentiellement nécessaire, est la tumeur produite par le virus à la place de l'inoculation ; que nous devons mettre dans la seconde classe, l'au-réole, la fièvre constitutionnelle et les érup-tions, quoique ces symptômes accompagnent fréquemment la tumeur ; et que dans la troi-sième, se trouve la suppuration, l'inflamma-tion du bras, et les mouvemens de fièvre qui ont lieu, après que la tumeur a com-mencé à sécher, et l'auréole à disparoître.

SYMPTÔMES ESSENTIELS.

Description de la tumeur de la Vaccine.

La tumeur, ou le bouton, qui se développe à la place où on a inséré le virus de la Vaccine, suffit pour produire dans l'individu un changement tel, que la contagion variolique ne peut plus désormais l'attaquer. Cette tumeur est en même temps le seul signe caractéristique auquel l'inoculateur puisse reconnoître que ce changement a eu lieu. Ce symptôme quoique seul, suffit cependant, parce que la marche de cette tumeur est très-régulière; son développement présente toujours des traits assez marqués, pour ne pas échapper à notre observation; et la diagnostique de la Vaccine, quoique renfermée dans des limites étroites, est aussi certaine qu'on puisse le desirer.

Si l'on inocule avec la pointe d'une lancette, et par une piquure légère et superficielle, un individu qui n'a pas eu la petite vérole; à la fin du troisième jour on pourra s'assurer que l'inoculation a réussi, quoiqu'il n'y ait encore ni rougeur, ni inflammation, à la place où l'on a inséré le virus; l'on sent en passant le doigt sur la trace de la piquure, une élévation de la peau, et comme un grain

A 2

de millet qui seroit engagé sous l'épiderme : une loupe ordinaire nous fait appercevoir ce commencement du bouton de la Vaccine. Ce n'est ordinairement qu'au quatrième jour que la piquure prend une teinte d'un rouge clair ; la rougeur qui paroît avant ce période, est un effet de l'irritation de l'instrument, elle n'est pas causée par le virus, elle disparoit bien-tôt : on la distingue très-bien de celle qui, produite par le travail du venin sur la peau, suit progressivement les nuances que je vais tâcher de décrire.

Au quatrième jour donc, on remarque à l'œil nu, le gonflement de l'épiderme, et l'on peut voir que le centre de ce bouton qui se forme est proéminent. L'accroissement en est rapide pendant le cinquième et le sixième jour : dans cet intervalle la piquure se change en une vésicule, dont le sommet est aminci et s'élève en pointe ; il est rouge ; la base beaucoup plus large, est ordinairement sans couleur. On s'apperçoit déjà dans ce période, que cette vésicule renferme de la matière, et si on l'entame avec une lancette, on en retirera une gouttelette d'une humeur très-limpide. A cette époque, cette vésicule ressemble assez à celle que le virus variolique produit fréquemment, lorsqu'il a été inséré de même par une piquure légère et superficielle ; mais ce n'est que pendant cet espace de temps très-court, que la tumeur vaccinale ressemble au bouton d'inoculation de la petite vérole. Dès la fin du sixieme jour, la tumeur prend cet aspect qui lui est particulier, et qui la caractérise si bien, qu'après l'avoir observée, on ne peut plus la confondre avec aucune espèce de pustule ; son centre qui jusques alors, avoit été plus élevé que ses bords ou sa base, commence à s'affaisser, et cette dépression du milieu subsiste jusqu'au moment où la croûte est entièrement formée. Dans le même temps les bords s'élèvent et se gonflent, en prenant une plus grande étendue ; l'épanchement de matière qui cause ce gonflement est très-sensible : à cette époque, la teinte de rouge clair est répandue également sur tout le bouton. La tumeur augmente pendant le septième jour, sans qu'il y ait de changement bien marqué dans son aspect ; son centre continue à être d'un rouge clair, mais cette teinte commence à disparoître de dessus la surface des bords, et n'en colore plus que le cercle extérieur. Les progrès et l'accroissement sont beaucoup plus prononcés pendant le huitième et le neuvième jour ; cette teinte rouge qui, les jours précédens, marquoit le centre du bouton, se change en une teinte foncée qui approche du brun : les bords de la tumeur atteignent leur dernier degré d'accroissement, ils sont d'un blanc grisâtre; quelquefois dans ce période, ce blanc terne ou tirant sur le gris, est la couleur de toute la tumeur, son centre n'est marqué que par un point plus enfoncé que le reste, et le bouton n'est rouge qu'à sa circonférence. Depuis le neuvième jour jusqu'au onzième, l'aspect de la tumeur varie peu : seulement elle s'aggrandit; la matière secrétée en plus grande quantité, soulève les bords qui deviennent tendus, gonflés, et forment un bourrelet autour du centre qui reste applati. C'est à cette époque, c'est-à-dire depuis le onzième ou douzième jour, que le centre du bouton commence à sécher, et prend l'apparence d'une croûte. Ce procédé de dessication s'étend insensiblement du milieu vers la circonférence, et la totalité du bouton est changée en un croûte dès le quatorzième ou le quinzième jour de l'inoculation.

Cette croûte est d'un brun plus ou moins foncé, elle devient épaisse en murissant. Lorsqu'on n'a pas ouvert le bouton, elle est plus élevée dans son centre qu'à sa circonférence; elle est solide, dure, mais polie et douce au toucher, et vers la fin de la troisième semaine, elle prend une couleur plus foncée; quelquefois elle ressemble à un morceau de bois de

mahagoni, qu'on auroit arrondi et brillanté;
quelquefois elle est noire, d'autrefois, mais
rarement, elle conserve une couleur fauve,
et imite assez bien certaines pierres précieuses.
Ce bouton sèche sans suppurer, le procédé
de dessication commence, comme je l'ai dit,
au centre et à la surface de la tumeur, et il
paroît s'opérer par la concrétion insensible
de la matière.

On remarque encore quelques traits caractéristiques du bouton de la Vaccine, lorsqu'on le compare au bouton d'inoculation de
la petite vérole. Si l'on en excepte le quatrième ou le cinquième jour, auquel la vésicule commence à se développer, les pustules
produites par ces deux virus, offrent un aspect très-différent : je fais ici abstraction de
l'auréole ou de l'efflorescence environnante, je
ne parle que du bouton proprement dit.

Lorsque l'inoculation a été faite par une
piquure, la tumeur vaccinale a toujours, et
dans tous ses périodes, une forme arrondie,
que le bouton variolique ne prend pas toujours, et que sur-tout il conserve rarement.
Les bords de la tumeur vaccinale sont rem-
plis par le virus, d'une manière qui leur est
particuliére ; ils ont une apparence grisâtre
cornée et luisante, que les bords du bouton
variolique n'ont pas. Le bouton vaccinal est

circonscrit dans un cercle égal et bien tranché ; le bouton variolique est diversement dé-
coupé, inégal, anguleux. Depuis le sixième
ou le septième jour, on remarque une dépression au centre du bouton de la Vaccine, et
ses bords s'élèvent en bourrelets. Il n'en est
pas ainsi du bouton de la petite vérole ; sa
forme change pour ainsi dire sur chaque sujet, et quel qu'elle soit, ce bouton est toujours
applati à sa circonférence ; si quelquefois son
centre est de niveau avec le reste, le plus
souvent il est bombé ; s'il y a une dépression
dans le milieu, elle disparoit à mesure que
le pus se forme et que la quantité de matière
augmente ; au lieu que la dépression du centre
de la tumeur vaccinale, subsiste jusqu'au période de la dessication parfaite. Très-souvent
le bouton d'inoculation de la petite vérole,
est accompagné d'autres petits boutons qui
l'avoisinent, et finissent par se confondre avec
lui : cela n'arrive jamais à la place de l'inoculation de la Vaccine ; jamais il ne se développe que le bouton causé par la piquure ;
et celui-ci est au plus environné d'une éruption miliaire, qui disparoit au bout de deux
ou trois jours.

La couleur des boutons créés par ces deux
virus, nous sert encore à les distinguer. Que
cela provienne de la différence qui existe

dans la matière que l'un et l'autre contient, ou de la différence de l'action que chacun des virus exerce sur la peau, si on les compare au moment où l'humeur que l'un et l'autre renferme est encore limpide, on trouvera la tumeur vaccinale grisâtre, luisante et presque brillante, le bouton variolique jaunâtre ou d'un blanc terne. Enfin, lorsque la tumeur de la Vaccine a suivi son cours ordinaire, qu'elle n'a pas été entamée, et qu'elle a mûri insensiblement, la croûte qu'elle laisse offre un aspect très-différent de celui de l'escarre du bouton de la petite vérole ; on peut même observer des nuances très-marquées dans la manière dont ces deux croûtes se forment. La pellicule qui recouvre le bouton vaccinal ne crève pas, elle sèche, se durcit, et recouvre la matière, qui passe insensiblement à l'état concret ; elle en fait une surface unie : au lieu que le pus de la petite vérole rompt, la plupart du temps, la sommité du bouton, et forme en séchant à l'air, ces inégalités et ces aspérités si variées des boutons varioliques.

Ce ne sont pas là les seuls traits caractéristiques de la tumeur vaccinale : je n'ai décrit jusqu'à présent que le bouton proprement dit, ou cette partie de la tumeur qui paroît au-dessus du niveau de la peau ; l'effet du virus

vaccinal sur le cuir, et plus profondément
au-dessous du bouton, est également bien marqué; c'est cet effet qui a engagé M. Woodville
à donner le nom de tumeur à l'affection locale
de la Vaccine.

Cette dénomination est très - juste, parce
qu'au-dessous et à la circonférence du bouton,
dès le huitième ou le neuvième jour, l'on sent
une dureté très-prononcée ; il y a enflement
et élévation dans les chairs, sur une étendue
d'environ un pouce de diamètre. Cette induration est circonstrite; l'espace qu'elle occupe
est d'ordinaire le même que celui de l'auréole,
mais elle dure encore après que celle - ci a
disparu, quelquefois même elle est sensible
long-temps après que la croûte est formée et
qu'elle est tombée. Cette induration est plus
ou moins étendue, plus ou moins forte, mais
elle existe toujours; si elle n'avoit pas lieu,
ce seroit une déviation de la marche de la tumeur, que personne, je crois, n'a encore observée : je l'ai constamment rencontrée, et il
m'a paru qu'elle étoit une partie essentielle
de la diagnostique. Si le toucher ne nous
fesoit pas déjà connoître que l'induration qui
environne le bouton, et en forme la seconde
base, est profonde, on s'en appercevroit lorsque la croûte tombe, et laisse la cicatrice à
découvert. Cette cicatrice bien marquée, et

d'autant plus creusée que l'auréole a été plus petite, nous montre jusques où le travail local de la Vaccine s'est étendu : quoique l'aspect de cette cicatrice varie beaucoup, il a souvent, et sur - tout chez les petits enfans, quelque chose de particulier ; le milieu en est plus profond que les bords, sa surface est divisée en petites bandes, ou en rayons brillans et creusés, qui arrivent en se rétrécissant à la circonférence.

Tel est l'aspect, le cours et la terminaison de cette tumeur, qui renferme tous les traits distinctifs et caractéristiques de la Vaccine. La personne chez laquelle on les aura vus se développer, sans que l'insertion du virus ait été suivie d'aucun autre symptôme, aura bien eu la Vaccine : elle pourra sans danger, et pendant toute la vie, affronter la contagion de la petite vérole.

L'on voit que les effets de l'inoculation de la Vaccine, quoique fort légers, offrent une diagnostique facile. La tumeur vaccinale a un aspect si tranché, si distinct de celui de toute autre tumeur, et sa marche est si régulière, que si l'on ajoute à la description que je viens d'en tracer quelques dessins, tels que ceux que Jenner nous en a donnés, il semble impossible de se tromper : il semble que l'inoculateur n'hésitera jamais, lorsqu'il

aura à prononcer sur le résultat de l'inoculation. Cela devroit être ainsi, mais la nature
humaine n'offre point tant de précision. Nul
virus peut-être, n'est dans ses effets aussi uniforme que celui de la Vaccine : cependant
malgré la constance avec laquelle il reproduit
toujours la même chose, l'on sent que ces effets sont nécessairement modifiés, par la constitution de chaque individu : on comprend
qu'ici où tout se borne à une affection légère et purement locale, quelques nuances
dans la nature de la peau ou du tissu cellu-
laire, suffisent pour changer l'apparence de
la tumeur, et la rendre un peu différente de
celle que j'ai décrite.

D'ailleurs, lors même que ces différences
n'existeroient pas, il est souvent impossible
de conserver la tumeur intacte ; la démangeaison qu'elle occasionne, fait que l'inoculé
y porte la main : si c'est un enfant, il est difficile de l'empêcher de se gratter, il emporte
le bouton, et d'un coup de ses ongles il rend
les descriptions inutiles, la diagnostique presque nulle. Cependant rien de plus important
que d'être bien certain de l'effet qu'on à produit, une méprise seroit funeste. Le médecin
qui verroit périr de la petite vérole naturelle,
celui qu'il auroit cru avoir mis à l'abri de cette
contagion, seroit fort à plaindre. Il y aura

donc des cas où l'on ne s'assurera que l'inoculé a eu la Vaccine , qu'en le soumettant à l'épreuve de l'inoculation de la petite vérole.

Si cette nécessité désagréable existe , je crois que c'est fort rarement.

Quoique l'on ne puisse pas décrire ces variétés du bouton , causées par la nature de la peau ou la constitution de tel ou tel individu ; quoiqu'il soit impossible de déterminer pour chaque cas en particulier quelle déviation aura lieu dans la marche de la tumeur : laquelle sera sans conséquence , et laquelle indiquera que l'inoculation n'a pas réussi, et qu'il faut la répéter : quoique l'habitude seule et une longue pratique , enseigne à distinguer et à apprécier ces nuances ; l'on évitera les méprises , et l'on pourra tout de suite prononcer que l'inoculation a réussi ou manqué, si l'on fait une sérieuse attention à la remarque de M. Woodville (1).

Voici ce qu'il dit : « Lorsque dès le second » ou le troisième jour après l'inoculation , » l'on voit se développer une tumeur considérable, avec beaucoup de rougeur et d'in- » flammation, l'on doit considérer l'inocula- » tion comme ayant entièrement manqué ,

____

(1) Woodville, *Observations on the cowpox*, p. 35.

» tout aussi certainement, que si l'insertion
» du virus n'avoit été suivie d'aucun symp-
» tôme, et si la piquure avoit séché sans pro-
» duire ni tumeur ni rougeur quelconque.
» L'inoculation, ajoute-t-il, est également
» sans effet, lorsqu'il ne se développe à la
» place de la piquure, ni pustule ni vésicule,
» et lorsqu'après une inflammation, qui ne
» dépasse pas l'inflammation ordinaire, tout
» d'un coup, vers le sixième ou le septième
» jour, la plaie suppure, et forme ensuite une
» croûte irrégulière ».

La vésicule donc, est le signe auquel on
doit s'attacher, celui sur lequel on peut se
reposer entièrement, lorsque la tumeur ne
suit pas exactement la marche décrite. Si cette
vésicule ne se développe pas avant le quatrième jour ou la fin du troisième, l'inoculateur peut compter sur la réussite de l'opé-
ration, quelque soit l'aspect que le bouton of-
frira ensuite, et cela lors même que cette vésicule n'aura existé que pendant quarante-
huit heures.

Il n'est pas nécessaire de dire qu'un retard
dans le premier développement de la tumeur,
n'est d'aucune importance; il est arrivé que
la piquure n'a donné des signes d'activité
qu'au huitième ou dixième jour, même plus
tard. On a cru remarquer que le progrès de

l'infection étoit plus lent, lorsque la constitution du sujet inoculé étoit foible et appauvrie. Au reste, ces retards sont beaucoup plus
rares qu'ils ne le sont dans l'inoculation de la
petite vérole. Je me rappellerai toujours le
coup d'œil uniforme qu'offroient à-peu-près
5o enfans du même âge, inoculés le même
jour : le neuvième après l'inoculation, la tumeur étoit chez chacun d'eux si parfaitement
égale, et au même degré d'accroissement, que
si l'on avoit caché le reste du corps de ces
enfans, on auroit cru voir toujours le même
bras.

Si il est quelquefois difficile de déterminer
la réussite de l'inoculation, lorsque la tumeur
ne présente pas tous les traits qui la caractérisent ; il est bon d'observer que ces déviations,
quel qu'elles soient, sont très-rares ; on les
rencontre sur-tout peu fréquemment chez les
enfans qui n'ont pas passé l'âge d'un an, et
qui jouissent d'une bonne santé. Quant à ce
qui regarde la crainte que l'enfant ne gratte la
tumeur, et n'en fasse avec ses ongles une plaie
qui n'offre plus les caractères distinctifs de la
Vaccine, j'observerai encore que cet accident
n'arrive qu'au moment où le bouton cause de
la démangeaison, c'es-à-dire à une époque
assez avancée de l'inoculation : ensorte que
l'inoculateur a eu le temps d'observer le dé-

veloppement de la vésicule, et de porter un jugement. Ainsi, en général, ou l'inoculation ne réussit pas, et les effets qu'elle produit sont aisés à distinguer de la Vaccine, ou l'inoculation réussit, et alors il n'y a point de différence entre une tumeur et une autre, si ce n'est dans leur volume, et dans la promptitude avec laquelle la dessication se fait.

SYMPTÔMES CONCOMITANS.

De l'inflammation qui entoure le bouton de la Vaccine, qu'on appelle auréole.

La place qui environne la tumeur vaccinale, est presque toujours rouge et enflammée. Dans le commencement, on avoit mis cette efflorescence ou auréole au nombre des symptômes pathognomoniques, mais elle ne peut être considérée comme telle, puisque quelque fréquente qu'elle soit, elle n'a point existé, dans certains cas où la tumeur s'étant développée sans elle, l'individu n'en n'a pas moins été mis à l'abri de la petite vérole.

On avoit cru devoir placer cette inflammation de la peau au rang des signes de l'affection constitutionnelle, parce qu'assez ordinairement elle paroît au moment où d'autres signes annoncent que le systême général est affecté.

Jenner

Jenner le croyoit ainsi, et il en trouvoit une nouvelle preuve daus une observation que lui fournit un enfant, qui prit la fièvre scarlatine pendant le cours de l'inoculation de la Vaccine; l'auréole disparut pendant les trois premiers jours que cette fièvre dura avec intensité, et reparut ensuite : mais c'est le propre de la plupart des affections de la peau, lors même qu'elles sont uniquement locales, de diminuer ou de s'effacer entièrement lorsque le systême général est affecté par quelqu'autre cause; d'ailleurs outre que l'on a vu un très-grand nombre de cas où l'absence de l'auréole n'a pas empêché que l'individu perdit la faculté de prendre la petite vérole; cette auréole, ou une efflorescence de la peau tout-à-fait semblable, s'est développée, dans ces cas où l'insertion du virus de la Vaccine n'a pas produit son effet spécifique, où elle n'a excité qu'une inflammation sans vésicule, et où l'inoculation par conséquent n'a pas réussi. De plus, lorsqu'on a inoculé avec la Vaccine, une personne qui avoit eu auparavant la petite vérole, et qu'on n'a produit qu'une plaie, ou un bouton irrégulier qui n'étoit point la Vaccine, cette auréole a paru tout aussi étendue, tout aussi bien dessinée que l'est celle qui accompagne la vraie tumeur vaccinale, et elle a duré aussi long-temps.

B

Cependant lorsqu'elle ne se développe qu'à l'époque ordinaire, et lorsque quelque circonstance fait que la tumeur ne présente pas tous les symptômes desirés, cette auréole peut aider dnas le diagnostic; elle paroît le huitième ou le neu vième jour, quelquefois plus tard, rarement de meilleure heure : à ce période de l'inoculation, le cercle rouge qui entouroit le bord extérieur de la base du bouton, commence à s'étendre; bientôt, ordinairement dans les vingt-quatre heures, la rougeur acquiert l'étendue qu'elle doit occuper. Cette étendue varie chez tous les individus; mais cette auréole est toujours circonscrite dans un cercle preque parfaitement régulier. Pendant quelques jours, la rougeur est égale; lorsqu'elle disparoit, elle s'efface d'abord dans le milieu, et son cercle extérieur reste marqué d'une teinte d'un rouge clair, alors même que la peau que ce cercle embrasse, a déjà repris sa couleur naturelle : c'est ce qui a fait donner le nom d'auréole à cette inflammation; c'est aussi ce qui la distingue de l'inflammation du bras, dont je parlerai plus bas.

On a remarqué que lorsque l'auréole est très-vive et fort étendue, la tumeur acquéroit moins de volume, et contenoit moins de matière, ensorte qu'il semble qu'il y ait absorption du virus aux environs du bouton, et que l'auréole soit une suite de cette absorption ; ce qu'il y a de certain, c'est qu'elle est produite par l'irritation immédiate du venin de la Vaccine ; elle est bien un des effets spécifiques de ce virus ; elle dure jusqu'au quinzième jour, quelquefois jusqu'à la fin de la troisième semaine.

Si cette auréole est d'une importance médiocre pour le diagnostic, elle ne demande jamais aucun remède, elle est seulement accompagnée d'une sensation plus ou moins vive de démangeaison.

Une auréole toute semblable entoure quelquefois la place d'inoculation de la petite vérole : quelques inoculateurs l'avoient considérée comme un signe de bénignité, et comme un caractère auquel on pouvoit reconnoître que l'inoculation avoit réussi, lorsque la fièvre variolique n'avoit été suivie d'aucun bouton à la surface du corps. Si cette observation est vraie pour l'auréole qui paroit dans la petite vérole, elle ne l'est pas pour celle qui environne le bouton de la Vaccine ; ici elle n'est pas un signe de bénignité, puisqu'elle a été fortement prononcée dans les Vaccines qui ont été accompagnées d'une indisposition grave, ou lorsqu'il y a eu une éruption générale ; au contraire, c'est sur des enfans chez qui l'on n'a apperçu aucun mouvement fébrile, que j'ai vu la tumeur se développer sans auréole : ce léger symptôme existe probablement dans tous les cas, par un effet naturel de l'irritation du virus ; mais il est plus ou moins visible, ou il ne l'est pas du tout, selon la nature de la peau du sujet inoculé ; lorsque celle-ci est fine et satinée, l'auréole est plus marquée, elle ne l'est pas lorsque la peau est grossière ou douée d'une moindre irritabilité.

De la Fièvre constitutionnelle.

Les personnes à qui on a inoculé la Vaccine, ont éprouvé quelquefois, quelque indisposition ; certaines inoculations ont été suivies de chaleur à la peau, de fièvre, de mal de tête. Ces mouvemens fébriles ne durent qu'un ou deux jours, et paroissent le septième, huitième ou neuvième de l'inoculation. Dans les premiers temps de la découverte de Jenner, on crut que l'apparition de ces symptômes étoit nécessaire pour assurer le succès de l'inoculation ; que le sujet inoculé ne seroit pas mis à l'abri de la petite vérole, si cette affection constitutionnelle n'avoit pas lieu, et cela d'une manière visible. M. Pearson en fit un axiôme dans son ouvrage intitulé *Recherches sur le Cowpox* (1), mais il n'avoit

______

(1) Pearson, *an inquiry concerning the history of the cowpox*, p. 57.

alors aucune expérience de cette maladie, il ne la connoissoit que par tradition; on n'a pas tardé à voir que cette prétendue fièvre spécifique de la Vaccine, n'en étoit point un symptôme essentiel.

Parmi les milliers d'inoculés que l'on a suivis avec attention, la moitié n'a pas eu d'indisposition sensible; il est difficile ou rare d'observer quelque signe de fièvre chez les petits enfans. Il est probable que le changement qui se fait dans le corps humain, par l'insertion du virus vaccinal et le développement de la tumeur, ne s'opère pas sans une réaction du systême général; on peut si l'on veut, appeler cette réaction *fièvre constitutionnelle*, mais il n'en est pas moins vrai que cette fièvre qui échappe à notre observation, ne doit pas être comptée parmi les symptômes pathognomoniques, et qu'elle n'entre pas dans le diagnostic.

Cependant si cette fièvre constitutionnelle n'est pas importante sous ce rapport, elle peut l'être sous d'autres; elle peut, en nous indiquant le moment où le systême général est affecté, nous faire connoître l'époque à laquelle se fait cette révolution, qui ôte au sujet inoculé la faculté d'être infecté par la contagion variolique; par-là, nous saurions le moment où nous pouvons, sans danger, exposer aux miasmes de la petite vérole, la personne que nous avons inoculée de la Vaccine : cette connoissance seroit utile dans plusieurs cas, mais l'époque à laquelle cette fièvre dont nous parlons a lieu, n'est pas toujours la même ; elle varie depuis le cinquième jusqu'au neuvième jour de l'inoculation, dans les cas où la tumeur suit une marche régulière ; par conséquent l'on ne peut déterminer avec certitude, le jour auquel la contagion variolique n'a plus aucune prise, ni aucune influence sur celui à qui on a inoculé la Vaccine.

Cette fièvre quelquefois est accompagnée de lassitude, de douleurs dans les reins, de mal de tête ; sa durée n'a jamais dépassé plus de deux jours : les glandes axillaires enflent, elles sont douloureuses ; lorsqu'il n'y a pas eu d'éruption générale, et que le mal s'est borné à la tumeur du bras, les inoculés ne se sont pas plaint de douleurs à la gorge. Tous ces signes d'indispositions sont rares ; on les rencontre plus souvent chez les adultes, peut être parce qu'ils prêtent une plus grande attention à l'état de leur santé.

Cependant jamais aucun inoculé n'a gardé le lit pendant un jour entier : chez les enfans, on n'a remarqué qu'un peu de pâleur ou de mauvaise humeur, encore le plus souvent auroit-on pu attribuer ces légers signes de mal-aise à la dentition qui se fesoit en même-temps. M. Woodville a vu quelques accès de convulsion, mais ils ont eu lieu ou chez des individus qui y étoient sujets avant l'inoculation, ou chez ceux qui ont eu une éruption générale : ainsi la fièvre, comme l'auréole, est un effet de l'inoculation de la Vaccine, mais elle n'en n'est point une suite nécessaire ou même fréquente.

Des Éruptions.

Les éruptions sont un effet assez rare de la Vaccine : peut-être ne connoissons nous pas encore assez bien les circonstances qui concourent à leur développement. On en a observé trois espèces, dont deux ne sont que des ébullitions ou des taches à la peau, la troisième consiste en des boutons.

La première, que l'on appelle *scarlatine*, n'est autre chose qu'un grand nombre de taches rouges, qui paroissent sur toute la surface du corps ; elles sont semblables à celles qui, dans la petite vérole, précèdent quelquefois l'éruption, et qui disparoissent lorsque les boutons commencent à sortir. Les anglais qui ont observé cette éruption dans l'inocution de la petite vérole, lui ont donné le nom

de *rash;* les françois l'appellent *éruption ano-
male rosacée..* Ce symptôme est le même
dans la Vaccine; quelquefois ce sont des
plaques d'un rouge foncé; d'autrefois, le corps
de l'enfant paroît comme s'il étoit tout couvert
de piquures de puces. Mais il seroit inutile
de chercher à donner une description exacte
d'un phénomène si bien connu des anciens
inoculateurs, et qui ici n'est d'aucun intérêt
majeur.

Cette éruption a lieu au moment où le
virus agit sur le systême général; dans les
cas que j'ai eus sous les yeux, la Vaccine
qui a été accompagnée de cette ébullition,
n'en n'a pas été plus grave, mais on a toujours remarqué de la fièvre au moment où ces
rougeurs ont paru. Je n'ai pu observer cette
éruption que sur les petits enfans, chez qui,
comme je l'ai déjà dit, la Vaccine est si constamment bénigne et si souvent exempte de
toute indisposition.

Les inoculateurs de la petite vérole consi-
déroient ce *rash* comme un signe de bénignité; cette éruption causée par la Vaccine,
paroîtroit être en tout semblable à celle qui
est produite par la petite vérole; l'une et
l'autre se développe à la même époque de
l'inoculation, l'une et l'autre ne se montre
que dans certaines circonstances, qu'à la vé-

rité nous ne connoissons pas bien ; quelque influence de la saison ou de l'atmosphère semble
les occasionner : beaucoup d'inoculateurs de la
Vaccine ne l'ont pas observée, tandis que le
printemps dernier, à la maison d'inoculation,
sur 5 ou 600 enfans, la proportion de ceux qui
eurent cette éruption, étoit au moins d'un
sur 10 inoculés. Ces taches s'en vont au bout
de deux jours ou trois au plus tard ; elles ne
sont pas accompagnées de gonflement ou de
dureté; elles ne sont pas non plus suivies de
la desquamation de la peau. On voit que ce
symptôme ne mérite peut être l'attention,
qu'en ce que si l'on rassembloit les traits qui
assimilent la Vaccine à la petite vérole, il en
seroit un. J'ai dit qu'il étoit rare chez les
adultes, j'ajouterai que je ne l'ai jamais vu
précéder la sortie des pustules; celles-ci, d'ailleurs, paroissent dans un période beaucoup
plus avancé de l'inoculation.

La seconde espèce d'éruption, ne diffère
de la première, que par les petits points élevés qui paroissent au milieu des taches rouges, et qui la rapprochent de l'éruption de
la rougeole : elle en a tout l'aspect ; l'on ne
peut l'en distinguer, que parce qu'elle n'est
pas accompagnée des autres symptômes caractéristiques de la rougeole. Elle vient comme
l'autre, au moment où le virus agit sur la cons-

titution , je l'ai vu suivie d'une fièvre assez
marquée ; ces petits points qu'on sent à la
main , disparoissent aussi sans desquamation :
l'aspect de cette éruption devant varier suivant la nature de la peau et la constitution
de l'individu ; c'est sans doute le même genre
de taches et de points élevés , que M. Stromeyer a vu fréquemment à Hanovre, et qu'il
appelle éruption *ortiée*. Je l'ai observée beaucoup moins souvent que la première , elle ne
s'est présentée que deux fois pendant mon sé-
jour à la maison d'inoculation.

Éruption pustuleuse.

Si les éruptions dont je viens de parler ne
sont pas importantes , celle qui consiste en
des boutons l'est beaucoup , elle a donné lieu
à des discussions entre les inoculateurs. Quel-
ques-uns nioient qu'elle put être causée par
le virus vaccinal , ils croyoient qu'elle provenoit toujours d'un mélange du virus de la
Vaccine, au virus de la petite vérole , ou de
l'action simultanée de ces deux venins. Il est sur
que si ces boutons avoient continué à paroître
aussi souvent qu'ils le firent dans les premières
observations du docteur Woodville , ce phénomène eût considérablement diminué les
avantages de la Vaccine sur l'inoculation de

la petite vérole. Mais les disputes sur ce point sont terminées , et les doutes sont levés. On reconnoît à présent, que la Vaccine peut produire une éruption pustuleuse à la surface du corps, l'on sait aussi que ce cas est très-rare.

Les premières inoculations de M. Woodville furent faites avec du pus pris sur la vache même ; et tout de suite plusieurs d'entre ces inoculés eurent une éruption de pustules souvent très-considérable. Ces boutons quelquefois ne se remplissoient que d'une matière séreuse , et séchoient sans suppurer ; d'autres fois ils ressembloient entièrement aux boutons de la petite vérole, il eût été impossible de trouver entre eux aucun trait distinctif. M. Woodville fut étonné d'un accident que Jenner n'avoit point annoncé. Cependant , après s'être assuré que les lancettes avec lesquelles il avoit fait ses inoculations, n'avoient jamais été trempées que dans du virus vaccinal , il fut obligé de mettre ces symptômes au nombre des effets spécifiques de la Vaccine.

Il faut remarquer qu'à cette époque, cette maladie n'étoit connue que par tradition, et et par les expériences alors peu nombreuses du docteur Jenner. Lorsque M. Woodville publia son premier rapport, il avoit inoculé la Vaccine à 600 personnes. Il avoit donc une masse de faits beaucoup plus considérable que ne l'étoit celle qui existoit avant lui, et il étoit autorisé à penser que si Jenner n'avoit pas vu ces éruptions, c'étoit faute d'une pratique aussi étendue. Mais rien ne me paroît jetter un plus grand jour sur ce point, que l'exposition succincte de ce que j'ai vu dans la maison d'inoculation de Londres.

Il y a dans cette maison deux classes d'inoculés ; les uns deviennent commençaux du logis, ils y demeurent jusques après la terminaison de la maladie. Les autres n'y viennent que pour être inoculés ; et pendant le cours de l'inoculation, ils n'y retournent que tous les trois ou quatre jours, pour être visités par le Médecin. Depuis qu'on a introduit la Vaccine dans cette maison, on n'en a pas moins continué à inoculer la petite vérole à un certain nombre des sujets qu'on admet : ensorte que ceux qui sont inoculés de la Vaccine, et qui restent dans la maison, vivent continuellement avec des malades de la petite vérole. Les ustensiles dont ils se servent, les lits dans lesquels ils couchent, l'air qu'ils respirent, tout ce qui les environne a été infecté ou l'est encore par le virus variolique. Les externes, ou les inoculés de la Vaccine, qui restent chez eux, n'approchent pas cet athmosphère, on les reçoit dans une salle séparée, ils n'y séjournent qu'un moment, ils ne sont pas exposés, là plus qu'ailleurs, aux miasmes varioliques. Le nombre de ces derniers alloit au-delà de mille sur la fin de Juin, à compter depuis le premier Janvier de la même année, et seulement trois ou quatre d'entre eux eurent des boutons à la surface du corps, tandis que sur environ deux cents, qui depuis la même époque avoient été inoculés et gardés dans la maison, près du tiers eut une éruption générale (1). M. Wachsel et moi, nous crumes même souvent observer que la fréquence de ces éruptions coincidoit avec le nombre plus ou moins grand de petites véroles que nous avions, et que ceux chez qui elles se développoient étoient ceux de nos inoculés de la Vaccine, qui par leur place, soit à table, soit au dortoir, étoient voisins d'un varioleux. Cette éruption pustuleuse a été également fréquente, lorsqu'on a inoculé la Vaccine dans un village

---

(1) M. Wachsel, chirurgien, est dans l'hospice de la petite vérole, et de l'inoculation de Londres, chargé de la partie pharmaceutique et chirurgique. Depuis douze ans il remplit cette place avec un zèle qui a singulièrement bien secondé les efforts de M. Woodville; il a contribué avec lui à rendre l'inoculation de la petite vérole plus générale parmi les gens du peuple, et il occupera une place intéressante dans l'histoire de la Vaccine.

ou un quartier où la petite vérole étoit épidé-
mique.

Cette différence dans les effets de la Vaccine, sur les habitans de la ville et sur ceux de
la maison d'inoculation est frappante. Cependant les uns et les autres ont été inoculés en
même temps, par le même procédé et avec la
même matière : cette matière étoit bien le virus
de la Vaccine pur et sans mélange ; M. Woodville l'a prouvé dans son second rapport ; il a
montré que ce même virus avec lequel il avoit
fait toutes ses inoculations, avait été employé
par d'autres Médecins, par le docteur Jenner
lui-même , et qu'il avoit hors de Londres ,
entre les mains de ce Docteur , produit la
Vaccine tout aussi exactement que le virus
pris immédiatement sur une vache.

Il n'y a aucun doute sur la nature de la matière dont on s'est servi dans ces inoculations,
qui ont été suivies de boutons à la surface du
corps : mais cela ne suffit pas pour prouver que
ces boutons ont été l'effet de la Vaccine, car
des expériences multipliées nous ont appris
que cette maladie et la petite vérole pouvoient
se développer et exister à la fois dans le
même sujet. On pourroit donc supposer que
les vaccinés qui ont eu des boutons, les ont
eus parce qu'ils avoient pris la petite vérole ,
avant ou après qu'on leur eut inoculé la Vac-

cine. On pourroit croire que ces boutons ont été tout simplement produits par la petite vérole, et qu'on ne les a attribués à la Vaccine, que parce qu'ils ont paru en même temps qu'elle.

Ce soupçon est fondé ; il seroit difficile à combattre, s'il n'existoit pas un fait qui le détruit entièrement ; ce fait, le voici. On a pris le pus de ces boutons, et ce pus a reproduit, non pas la petite vérole, mais la tumeur vaccinale ; ce même pus porté hors de la maison, c'est-à-dire hors d'un athmosphère varioleux, n'a donné que la Vaccine simple et sans éruption générale. Cette expérience n'a pas été faite seulement dans la maison d'inoculation, elle a été répétée dans les provinces par d'autres Médecins.

Il seroit je crois inutile de s'arrêter plus long-temps, sur les faits qui prouvent que la Vaccine est accompagnée quelquefois de boutons à la surface du corps, tous les inoculateurs en conviennent actuellement. Mais il importe de savoir que ces boutons ne sont pas à beaucoup près aussi fréquens qu'on l'a vu dans le premier rapport de M. Woodville ; ces éruptions n'ont paru en grand nombre que dans la maison d'inoculation, ou dans les lieux où la petite vérole régnoit. Il est presque impossible de ne pas admettre qu'elles sont ex-

citées, développées par la contagion variolique. Mais comment le venin de la variole
exerce-t-il cette influence? cela sera difficile
à expliquer ou à comprendre. M. Woodville,
en admettant cette influence, s'est gardé de
hasarder la moindre conjecture sur la manière dont elle a lieu.

Si l'on met de côté les inoculations de Vaccine faites dans l'hôpital, et dans les lieux où
la petite vérole règnoit, si l'on n'établit de
calcul que sur le nombre des personnes inoculées dans les villes, et au moment où il n'y
avoit pas d'épidémie variolique, la moyenne
sera à peine d'un cas d'éruption sur deux cents
inoculations. On doit même réduire cette proportion, il est très-probable que les boutons
qu'on a vus sur des vaccinés, n'ont été souvent
que des boutons de petite vérole. Ce que j'ai
déjà dit, montre que l'on ne peut pas juger la
nature de l'éruption sur la simple apparence;
l'on ne peut attribuer les pustules à la Vaccine,
que lorsqu'on en a eu la preuve, en reproduisant avec ce pus la tumeur vaccinale. La personne que nous avons inoculée peut, sans que
nous le sachions, avoir été atteinte par la contagion variolique. Cela a eu lieu dans la maison d'inoculation; la tumeur vaccinale se développoit très-régulièrement, et suivoit son
cours ordinaire, mais cet individu, à qui nous

n'avions

n'avions inoculé que la Vaccine , prenoit la petite vérole ou en avoit été déjà infecté en entrant dans la maison , car les boutons qui paroissoient au quatorzième ou quinzième jour étaient varioliques. Nous nous en sommes assurés , M. Wachsel et moi, nous avons propagé la Vaccine avec la matière prise au bras de tel ou tel sujet sur lequel on n'avoit inséré que du virus vaccinal, et nous avons produit la petite vérole en inoculant avec le pus pris des boutons du même sujet.

Comme l'on n'a pas toujours fait cette épreuve, je suppose que cette complication causée par l'infection accidentelle de la petite vérole, a eu lieu assez souvent dans la maison d'inoculation. Cette supposition est conforme aux expériences directes de M. Woodville : quatre ou cinq jours après avoir inoculé la Vaccine, il inséroit au bras des mêmes individus, du venin variolique ; cette seconde inoculation, sans arrêter le progrès de la première, produisoit le même effet que si elle eut été pratiquée seule : cela étant, il n'est pas surprenant que la contagion naturelle produise quelquefois la même chose qu'une inoculation faite à dessein.

Ces cas, où une double infection a eu lieu à la fois dans le même individu, soit par suite d'une double inoculation , soit par contagion

C

naturelle, ont prouvé que la Vaccine n'est point susceptible d'être modifiée par la petite vérole. Ces deux maladies existent à la fois dans le même corps, sans former une maladie hybride, ainsi que quelque personnes l'avoient prédit ou supposé.

Tous les procédés qu'on a employés pour faire naître ce mélange supposé ou ce virus mixte, n'ont eu aucun succès.

Je dois à la complaisance de M. Woodville d'avoir eu sous les yeux la répétition de tous les phénomènes qu'il a énoncés dans son premier rapport. Ainsi, j'ai vu deux piquures faites au même bras, l'une avec le virus variolique, l'autre avec le virus vaccinal, prendre chacune l'apparence qu'elles auroient eue si elles avoient été faites séparément, et indépendamment l'une de l'autre : la matière contenue dans le bouton produit par l'une, a propagé la Vaccine, celle du bouton de l'autre a donné la petite vérole.

Si l'on inocule avec le pus de la Vaccine mêlé au pus variolique, l'on n'obtient que l'une ou l'autre des deux maladies, c'est-à-dire que la matière que cette inoculation produira, ne donnera ensuite que la Vaccine ou que la petite vérole ; l'une ou l'autre représentant tous leurs traits caractéristiques.

Nous voulûmes voir ce qui résulteroit de l'insertion faite avec soin des deux virus dans la même plaie ; en conséquence, M. Wachsel fit avec la lancette une incision d'environ cinq ou six lignes de longueur ; dans le haut de cette incision, il plaça du virus vaccinal, il toucha en même temps la partie inférieure de cette petite plaie, avec une lancette chargée de venin variolique ; jusqu'au huitième jour on put distinguer les progrès respectifs de cette double infection, mais dès ce moment la plaie n'eût plus que l'aspect d'une inoculation ordinaire de la variole : la femme qui étoit le sujet de cette expérience eût une petite vérole confluente, et le pus pris le treizième et quatorzième jour à la place d'inoculation, propagea la variole.

Pour revenir aux boutons de la Vaccine, ils varient beaucoup, soit dans leur aspect, soit dans leur durée. Ils sortent ordinairement vers le treizième jour de l'inoculation, et sèchent dès le troisième ou quatrième. M. Woodville les a vu confluens ; ce cas ne s'est pas présenté parmi le nombre considérable de ces éruptions que j'ai eu occasion d'observer. Pendant que j'ai été à la maison d'inoculation, la quantité de ces boutons a toujours été petite sur chaque individu : leur sortie n'a été accompagnée d'aucun symptôme grave : la fièvre ou le mal-aise n'ont pas dépassé les bornes ordinaires de l'indisposition de la Vaccine.

Je finirai cet article en observant que, si ces pustules à la surface du corps, sont bien un effet de la Vaccine ; elles paroissent si rarement, et lorsqu'elles ont été fréquentes, la petite vérole a été si évidemment la cause occasionnelle qui les a développées, que ce phénomène ne change en rien les heureux résultats de la découverte de Jenner. L'on peut considérer cette éruption comme le symptôme le plus grave de la Vaccine : l'on peut dire que l'apparition de quelques boutons est à la Vaccine, ce que le danger de la mort est à l'inoculation de la petite vérole. Le gain est immense : ces boutons ne laissent pas de traces, les parties du corps sur lesquelles ils sortent ne sont pas enflées ; en un mot, ils sont toujours ce qu'est l'éruption de la petite vérole à la suite de l'inoculation la plus heureuse.

SYMPTÔMES ACCIDENTELS.

Inflammation du bras.

L'on doit appeler *accidentels*, les symptômes qu'on a observés à la suite de l'inoculation de la Vaccine, mais qui n'en sont pas un effet spécifique : les symptômes de ce genre sont aussi légers que ceux qui appartiennent à la Vaccine et la caractérisent.

Le premier est une inflammation superficielle du bras ; c'est avec raison qu'on le considère comme un simple accident, qui ne tient point à la nature particulière du virus Vaccinal ; on voit de semblables inflammations de la peau, à la suite de l'inoculation de la petite vérole : même toute irritation faite à la peau, par une égratignure oü la simple piquure d'un instrument tranchant, a fait naître quelquefois cet accident.

Cette inflammation du bras se distingue très-bien de l'auréole, en ce qu'elle n'est pas circonscrite comme elle, en ce qu'elle s'étend en diminuant d'intensité sur ses limites, et parce que lorsqu'elle cesse, elle disparoît également et en même temps sur tous les points qu'elle occupoit ; elle s'étend quelquefois sur tout le bras, au-dessus et au-dessous de la tumeur ; elle est douloureuse, souvent elle occasionne de la roideur dans tout le membre, du mal-aise et de la fièvre ; elle paroît ordinairement entre le septième et le neuvième jour, et lorsque la tumeur acquiert son plus grand degré d'accroissement. Sa durée varie ; lorsqu'elle est courte, l'auréole devient visible après que cette rougeur inflammatoire qui couvroit tout le bras, a disparu ; quelquefois l'on voit ces deux espèces d'inflammations exister à la fois d'une manière très - distincte.

Cette inflammation s'est présentée assez rarement : quelques inoculateurs qui ne l'avoient point vu naître à la suite de leurs inoculations, ont cru que ce phénomène provenoit de l'atmosphère de Londres, et tenoit à quelque procédé d'inoculation. Cette conjecture n'est pas fondée : une pratique étendue montre bientôt qu'une irritabilité particulière du sujet inoculé, est la seule cause de cette inflammation. Dans la maison d'inoculation, où l'on inocule toujours de la même manière ; ceux chez qui cet accident est survenu ; avoient le même genre de peau : cette ressemblance étoit aisée à observer ; je n'ai jamais vu cette inflammation sur des enfans très-jeunes, je ne l'ai rencontrée que chez des adultes, sur-tout parmi les domestiques femelles : l'habitude d'avoir les bras découverts pendant toutes les saisons, l'usage fréquent d'un savon fort alkalisé, rend la peau dure, rouge et brillante ; quand le bras de la personne qu'on inocule a cet aspect, on doit s'attendre à cet accident. Cette inflammation se dissipe sans le secours de l'art. Lorsque la tension a été pénible, l'application répétée de linges trempés dans l'eau tiède, a suffi pour soulager.

Cette irritation à la peau, aussi étendue qu'elle l'est quelquefois, réagit sur la constitution, elle donne de la fièvre : il en est de même du bouton, qui irrite par fois dans un période avancé de l'inoculation, et cause un mal-aise général. Ces différens mouvemens fébriles, qui proviennent d'un degré d'intensité plus grand, de l'affection locale, sont distincts de ce mouvement qui se fait dans le système général, et lui ôte la faculté d'être infecté par la contagion variolique. Ces légers accès de fièvre, simple effet de l'irritation locale, sont différens de la fièvre constitutionnelle; on peut, a bon droit, les mettre dans la classe des symptômes accidentels.

Il y a une autre espèce d'inflammation tout aussi accidentelle que celle dont je viens de parler; elle tient moins encore à la nature spécifique de la Vaccine : c'est celle qui a paru dans quelques cas isolés, dès les premiers jours de l'inoculation, et qui cédant à l'application d'un peu d'eau de goulard, a fait place à l'auréole ordinaire. Cette inflammation provient uniquement de l'irritation de l'instrument avec lequel on a entamé la peau; je ne l'ai jamais vue aussi étendue, aussi considérable que Jenner et d'autres médecins l'ont observée et décrite.

L'on voit que ces accidens ne sont pas

graves ; ils se bornent, comme le reste, à une affection locale. On retrouve la même bénignité dans la suppuration, qui est le troisième et dernier accident qu'on ait eu occasion d'observer à la suite de l'inoculation de la Vaccine. Cette suppuration a lieu de deux manières: quelquefois entre le neuvième et le douzième jour, on trouve dans le bouton une matière purulente, au lieu de la matière spécifique de la Vaccine, qui est limpide et brillante. Il seroit difficile d'assigner une cause à cette déviation de la marche ordinaire de la tumeur; elle est fort rare. Ce changement de la matière limpide en une matière puriforme, n'est d'aucune importance : l'action du virus sur le système général, a lieu de meilleure heure ; les sujets chez qui j'ai observé cette variété n'en ont pas moins été mis à l'abri de la contagion variolique ; la vésicule qui avoit précédé avoit été bien caractérisée, l'eschare ou la croûte s'est formée également. Mais cette matière puriforme n'est point spécifique, elle ne propage point la Vaccine : je m'en suis servi pour inoculer des enfans qui n'avoient pas eu la petite vérole, je ne produisis aucun effet quelconque. Ayant inoculé avec cette même matière, une personne qui avoit eu la petite vérole, elle ne produisit rien ; tandis que du virus spécifique qui avoit été inséré à l'autre bras de la même personne, développa cette espèce de tumeur que le virus vaccinal produit sur ceux qui ont eu la petite vérole.

Dans d'autres cas, au lieu de sécher et de former une croûte régulière, la tumeur s'est changée en une plaie suppurante. Quelquefois cet accident a été causé par l'inoculé qui a entamé le bouton, ce sont ses ongles qui ont fait le mal ; quelquefois cette supuration s'est établie spontanément. On a cru observer qu'elle se développoit plus particulièrement chez les enfans affectés de quelque humeur dartreuse et scrophuleuse.

Dans quelques cas cette plaie a présenté un degré d'irritation assez vive, un cataplasme émollient a servi utilement à calmer l'inflammation et à accélérer la guérison.

Cet accident est assez rare, on ne conçoit pas aisément par quelle cause M. Stromeyer, à Hanovre, l'a vu si fréquemment ; en Angleterre, il n'a eu lieu que dans la proportion d'un sur deux cens ou même trois cens individus.

On pourroit mettre sous cette cathégorie des symptômes essentiels, l'enflement des glandes axillaires, dont j'ai dit un mot en parlant de la fièvre : en effet, la même chose a souvent lieu lorsque le bras, ou seulement le système de la peau du bras, est affecté par quelqu'irritation d'un genre quelconque ; par exemple, une érysipèle ou l'inflammation causée par une saignée mal faite.

Je dois encore dire qu'on a vu, quelque temps après l'inoculation, un gonflement ou une induration de quelque glande sur une partie quelconque du corps ; gonflement du même genre que celui que l'on voit quelquefois à la suite de la petite vérole : mais ce dernier symptôme n'a été observé que deux fois par M. Woodville ; aucun autre inoculateur ne l'a vu ; provenoit-il de la Vaccine ? cela n'est pas décidé.

Du Virus de la Vaccine.

Dans l'inoculation de la petite vérole, le choix de la matière a occupé long-temps les esprits. On étoit naturellement porté à croire que le venin devoit influer sur la maladie, diminuer ou augmenter sa malignité, selon que le sujet sur lequel on le prenoit avoit eu une bonne ou une mauvaise petite vérole. Si l'expérience a dérouté, sur ce point, les recherches et les observations des inoculateurs, on sent combien ce sujet offroit d'intérêt. Il n'en n'est pas de même pour la Vaccine ; cette maladie est si bénigne, qu'on ne peut songer à diminuer son activité. Aussi les observations qu'il importe de faire sur le virus Vaccinal, ont pour but non pas d'affoiblir son action, mais de la lui conserver.

La tumeur vaccinale se sèche et forme une croûte solide, sans passer à l'état de suppuration. Cette tumeur contient une grande quantité d'une humeur claire, limpide et visqueuse; lorsqu'on fait avec la pointe d'une lancette ou d'une aiguille, une petite ouverture au bourelet du bouton, un instant après il en sort une gouttelette brillante. Cette humeur placée sur une lancette ou quelqu'autre corps dur et poli, sèche au bout de quelques minutes, et alors elle prend la consistence ou plutôt l'aspect de verre fondu : elle se colle à la lancette, on a de la peine à l'en détacher, quoiqu'on mouille et essuie le fer à plusieurs reprises. Si c'est un fil qu'on imbibe de cette matière, ce fil devient roide, il ressemble à celui qu'on auroit trempé dans une solution gommeuse.

Le bouton de la Vaccine contient toujours une quantité plus ou moins considérable de ce fluide : il est le seul qui ait la propriété de propager la maladie; le pus qui se forme quelquefois n'est point spécifique : il faut se défier de la matière qu'on retire du bouton dès qu'elle n'est pas parfaitement limpide, dès qu'elle a le moins du monde l'apparence de pus ou seulement de la sérosité mêlée au pus. Cette précaution est nécessaire, non pas qu'en la négligeant l'on produise quelqu'accident fâcheux; mais outre qu'il est désagréable de manquer l'inoculation, le sujet qu'on vouloit préserver de la petite vérole peut la prendre dans l'intervalle qui s'écoule entre une première et une seconde inoculation; c'est sur-tout lorsqu'on envoie du virus dans un pays où la maladie n'est pas encore introduite, qu'il importe de bien choisir la matière et de connoître l'état dans lequel il faut la recueillir. Cette humeur qui n'est pas spécifique, peut produire des affections locales, qu'on prendroit pour la Vaccine, et l'on seroit ensuite étonné de trouver qu'elles ne préservent point de la variole. De pareilles méprises ont eu lieu dans le commencement de cette découverte, elles en retardent la propagation.

Il paroît que la matière est d'autant plus active, qu'elle est plus visqueuse, et forme mieux sur la lancette cette espèce d'écaille brillante qui ressemble à un peu de verre fondu. Les croûtes du bouton n'ont pas la propriété de propager l'infection, il semble que la matière n'est plus virus spécifique, dès qu'elle passe à l'état concret, dès qu'elle sèche et jaunit.

Si l'on demande à quelle époque donc de l'inoculation il faut recueillir la matière, afin qu'on soit sur du succès, l'on peut répondre qu'en général elle est bonne dès le moment où la vésicule en contient quelque peu, et aussi long-temps qu'elle conserve sa limpidité. M. Woodville emploie de préférence la matière qu'il recueille de bonne heure, et dès le sixième jour de l'inoculation : à cette époque la vésicule fournit peu de matière. Dans la maison d'inoculation, où le nombre des sujets à inoculer à la fois, étoit toujours considérable, nous choisissions les tumeurs les plus gonflées, celles qui pouvoient nous fournir la plus grande quantité de matière, et par conséquent celles qui étoient beaucoup plus avancées. J'ai souvent inoculé avec du virus pris le douzième et treizième jour. M. Wachsel a également réussi avec celui du quatorzième jour, pris d'une tumeur dont la marche n'avoit pas été retardée, car la croûte s'étendoit déjà presque sur tout le bouton, mais l'humeur qui étoit dessous étoit encore limpide. L'état de la matière est un critère plus heureux et plus sûr que ne le seroit celui que la date de l'inoculation nous fourniroit, puisque d'un côté, lorsque le développement de la tumeur est retardé, il peut se faire qu'elle contienne au dix-septième jour et plus tard, une matière trèsspécifique ; tandis que quelquefois, au dixième et onzième jour, savoir ceux auxquels on prend d'ordinaire le virus le plus actif, la tumeur ne renferme qu'une humeur séreuse ou puriforme qui ne propage pas la Vaccine.

Faut-il que le virus qu'on prend sur la vache soit limpide, clair et visqueux ? Je n'ai point pu faire d'observation là-dessus ; on n'a plus besoin d'aller à la source, et cette question a moins d'intérêt depuis que la Vaccine est généralement adoptée, et depuis que l'homme transmet à l'homme le préservatif que l'animal lui a fourni. M. Woodvill, dans son premier rapport, dit que la matière qu'il prit au pis de la vache, étoit purulente ; M. Jenner a manqué plusieurs inoculations avec de la matière prise dans cet état.

Lorsque la Vaccine est accompagnée d'une éruption à la surface du corps, la matière que ces boutons renferment, reproduit la Vaccine, aussi bien que celle de la tumeur d'inoculation. Quelques inoculateurs n'ont pas trouvé que le pus de ces boutons eût la propriété d'occasioner une éruption générale, plus souvent que la matière prise au bras. J'ai vu quelques cas qui auroient pu me faire adopter une opinion contraire, mais je ne puis les mettre en ligne de compte, parce que les personnes que j'inoculai avec de la matière des boutons, furent constamment exposées à l'influence variolique ; ensorte que si elles ont eu une éruption à la surface du corps, cela pouvoit provenir de l'atmosphère variolique et non point de la nature du virus : c'est pour la même raison qu'on ne peut rien conclure sur cet article, des premières expériences de M. Woodville, faites dans la maison d'inoculation ; mais quoiqu'il en soit, lorsqu'on ne veut pas faire des expériences dans le but de mieux connoître la nature du virus de la Vaccine ; lorsqu'on ne veut que propager ce préservatif dans son état de bégnignité constante, il ne faut point prendre d'autre matière que celle de la tumeur du bras.

Il n'y a encore rien de bien précis sur la longueur du temps pendant lequel le venin de la Vaccine conserve son activité ; on sait seulement que ce virus perd très-promptement le pouvoir de se reproduire, en infectant le corps humain : l'on ne connoît pas encore bien quelle circonstance accélère ou retarde cette époque.

Jenner attribue à la chaleur l'évaporation du virus ; si cela se confirme, ce sera heureux, puisque c'est sur-tout pendant l'hiver qu'il importe de conserver cette matière, vu que dans cette saison il est difficile d'avoir un nombre assez considérable d'inoculations pour avoir toujours du virus frais ; car si nous desirons connoître pendant quel temps et par quel moyen le venin de la Vaccine conserve son activité , ce n'est pas pour savoir jusques à quand nous devons être en garde contre sa virulence, c'est au contraire de peur de la lui voir perdre, et d'être privés de ce préservatif au moment où nous en aurons besoin. En effet, la contagion est si peu à redouter, que le virus encore frais, appliqué simplement sur la peau, sans entamer l'épiderme, n'infecte pas : dans ce même état de fluidité, sa viscosité empêche aussi qu'ils ne se volatise, et l'on a essayé en vain d'inoculer en le faisant aspirer.

Les inoculations manquent rarement lorsque le virus n'est pas gardé plus de quinze jours ; passé ce temps le succès est fort incertain, quoique Jenner ait réussi avec du virus ancien de trois mois, et que quelques autres inoculateurs aient vu la même chose. Quant aux moyens de le conserver, nous n'en n'avons aucun sur lequel nous puissions nous reposer ; en attendant plus de certitude, nous devons employer les précautions que Jenner indique : il veut qu'on évite d'exposer le virus à la chaleur, même qu'au moment où l'on inocule, l'on n'humecte pas le fil ou la lancette à la vapeur de l'eau bouillante. Ce

qui

qui a paru le mieux réussir, est de mettre dans un petit flacon le fil qu'on a imprégné et laissé sécher à l'air, d'empêcher ensuite par le mercure tout contact avec l'atmosphère, et de tenir dans un lieu frais le virus ainsi préservé.

Une question importante sur le virus de la Vaccine, est de savoir s'il est succeptible de changer de nature, s'il peut se décomposer, varier dans ses propriétés, prendre une modification qu'il conserve en se reproduisant. Ce que M. Woodville a dit dans son premier rapport; les opinions de Jenner dans son second Traité, ce qui est arrivé à Genève, nécessite quelques réflexions sur ce sujet. J'ai même vu quelques personnes supposer que le virus vaccinal gardé trop long-temps, pouvoit perdre une partie de son activité, et avoir la propriété de se reproduire sans avoir agi sur la constitution. C'est-à-dire, qu'une personne inoculée avec une matière ainsi à demi efficace, auroit un bouton qui ne la garantiroit pas de la petite vérole; mais que le pus de ce bouton serviroit à des inoculations effectives. Cette opinion n'est soutenue par aucun fait authentique : un grand nombre d'expériences a montré que le virus gardé long-temps, propageoit la Vaccine, ou ne produisoit qu'une inflammation locale, qui ne donne pas un pus spécifique,

D

et dont l'aspect ne peut se confondre avec celui de la tumeur vaccinale.

En premier lieu, il est prouvé que le virus de la Vaccine se reproduit toujours le même, quoiqu'il passe successivement d'un homme à l'autre. A Londres, depuis près d'une année, on n'a pas repris la matière sur la vache : le virus a été recréé sur trente corps différens, cependant ses effets sont absolument les mêmes; la tumeur offre le même aspect que la première fois, les inoculés sont également garantis de la petite vérole. Cette masse d'expériences s'est accrue depuis que ce même virus a été transporté sur le continent, et y a servi à établir une suite d'inoculations. Le virus pris sur ceux qui ont eu des boutons, n'en a pas moins reproduit la tumeur, bien caractérisée, et sans éruption générale. Jamais l'on n'a observé aucun changement dans les propriétés ou les effets de ce virus. Cela étant, pourquoi a-t-on parlé d'une Vaccine batarde? Existe-t-il quelque chose de semblable? si cela est, il faut bien que le virus vaccinal soit susceptible de subir quelques modifications dans sa *nature*; l'article suivant éclaircira peut-être les doutes que des faits singuliers ont fait naitre.

De la Vaccine inoculée aux personnes qui ont eu la Petite Vérole.

Dans les commencemens de la découverte de Jenner, sur quelques observations isolées, on crut que la petite vérole n'empêchoit pas de prendre la Vaccine : dans la suite on a pensé le contraire ; l'expérience a montré qu'on ne pouvoit pas trancher la question, et que l'affirmative, comme la négative, souffroit certaines exceptions. Les personnes qu'on a inoculées de la Vaccine, quoiqu'elles eussent eu la petite vérole auparavant, ont présénté trois cas différens.

Les unes ne l'ont point prise du tout, l'insertion du virus n'a rien produit ; les autres ont eu un bouton bien caractérisé, et dont le pus a servi à propager la maladie ; chez d'autres enfin, et c'est le plus grand nombre, l'inoculation a produit une affection locale qui présentoit avec assez de constance, en raccourci et d'une manière informe, les effets de la Vaccine sur un sujet qui n'a pas eu la petite vérole. Comme la marche et l'aspect de cette affection locale, ont toujours été les mêmes chez les individus qu'on a soumis à cette expérience, on peut en donner une description assez exacte.

Dès le second jour, au plus tard le troisième,

la piquure s'enflamme, il se forme tout de suite une vésicule très-irrégulière, qui commence à sécher le sixième jour; elle ressemble à un bouton ordinaire, ou quelquefois à une une simple plaie. La croûte est toute formée le huitième ou neuviéme jour, mais l'auréole est aussi vive, aussi étendue que peut l'être celle qui entoure la vraie tumeur; elle dure tout aussi long-temps, seulement elle paroît de meilleure heure : la démangeaison qu'elle occasionne est très-forte, les aisselles sont douloureuses, les glandes axillaires enflées. Il n'est pas rare que le malade ait mal à la tête ou quelques accès irréguliers de fièvre. Quoique ce bouton quelquefois ressemble en petit, beaucoup à la vraie tumeur, ses bords ne sont jamais élevés en bourrelets, ils sont applatis, inégaux, ils ne sont pas tendus et gonflés par la matière contenue; cette matière, d'ailleurs beaucoup moins abondante, n'est limpide que pendant un espace de temps très-court; quelquefois même il est difficile de saisir ce moment, l'on n'apperçoit où l'on ne peut recueillir qu'une humeur purulente. On ne peut pas donner à ce bouton le nom de tumeur, car il n'y a point d'élévation dans les chairs qui l'environnent : il n'y a pas cette induration circonscrite qui fait la base de la tumeur de la Vaccine : s'il y a de la tension autour de la plaie, elle est irrégulière et superficielle; aussi ce bouton ne laisse pas de cicatrice, mais seulement une tache à la peau. Cependant la croûte qui s'est formée de si bonne heure, ne tombe pas plutôt que celle de la vraie tumeur; elle présente quelquefois le même aspect, avec cette seule différence qu'elle est moins large et moins épaisse.

La matière qui est produite par cette espèce de fausse tumeur, est-elle spécifique? On n'a point là-dessus d'autre expérience que celle de Genêve : je croirois volontiers, ainsi que quelques autres inoculateurs, qu'elle est susceptible de propager la Vaccine, lorsqu'on la recueille au moment où elle est limpide; j'ai le regret de n'avoir pas pu employer la matière que de pareilles tumeurs m'avoient fournie, elle étoit tout aussi limpide et visqueuse que le virus de la vraie tumeur; mais voici ce qui est arrivé lorsqu'on a pris l'humeur purulente qu'une de ces petites plaies donnoit.

Le docteur Decarro, à Vienne, avoit inoculé de la Vaccine, une personne qui avoit eu la petite vérole ; cette inoculation excita une inflammation et une affection locale, semblable à celle qui a lieu en pareil cas : on recueillit le pus que cette plaie donna, on le porta à Genêve, on en inocula un enfant ; ce pus produisit le même genre d'inflamma-

tion qui l'avoit créé : on suivit les inoculations
avec la matière ainsi successivemet reproduite,
jusqu'à la dixième génération : le résultat fut
toujours le même , tellement qu'on a été en
droit de considérer cette affection locale, non
point comme le simple effet de l'insertion d'une
matière purulente quelconque, mais comme
étant produite par un virus *sui generis.* Voilà
le fait que M. Odier a consigné dans la Bi-
bliothèque Britannique. C'est en même-temps
la seule modification connue du virus de la
Vaccine ; supposé donc que l'inoculation pratiquée sur une personne qui a eu la petite vérole , produisit toujours le même effet; l'on
voit que cette espèce d'affection , qu'on a ap-
pellée *Vaccine batarde*, n'est nullement à redouter dans la pratique , même elle n'existera
qu'autant qu'on le voudra bien. Cette humeur,
qui n'est point le virus Vaccinal, a été produite dans une circonstance qu'on peut éviter,
bientôt ses effets ont un caractère qui la font
remarquer. Les traits qui distinguent la petite
vérole volante, de la petite vérole, ne sont pas
aussi prononcés ; il suffit de lire la description que le docteur Odier a donnée, des effets
de ce venin apporté de Vienne. A cette époque
ce célèbre médecin n'avoit pas encore réussi
à introduire la Vaccine dans Genève, il ne
la connoissoit que par les ouvrages des anglais.
Cependant lorsqu'il vit cetie plaie qui se dé-

veloppoit dès le troisième jour, la rougeur et l'inflammation qui paroissoient dès le second, la croûte qui étoit toute formée au bout d'une semaine , et cette matière purulente qui suintoit dès le cinquième jour, ou même avant ; il en conclut que cette maladie n'étoit pas celle que Jenner avoit décrite : il ne fut pas étonné lorsque les enfans sur lesquels ces symptômes rapides s'étoient développés , prirent la petite vérole. L'on voit donc qu'on feroit une comparaison très-peu juste, si l'on vouloit établir qu'il existe une Vaccine batarde , qui est à la vraie Vaccine, ce que la petite vérole volante est à la petite vérole.

De la Vaccine prise immédiatement de la vache.

Les tumeurs qui se sont développées chez les personnes qui avoient pris la Vaccine de la vache même, ont présenté des nuances constantes, qui auroient paru établir une différence entre la maladie accidentelle et la maladie inoculée. Ces tumeurs ressemblent beaucoup aux pustules du pis de la vache ; elles ont une teinte bleuâtre que l'on ne voit point chez les personnes qu'on a inoculées par le fil ou par la piquure. Ces tumeurs en outre, ont été accompagnées d'un degré d'inflamma-

tion plus grand ; la cicatrice est plus étendue
et plus profonde ; la croûte se forme plus tard,
même quelquefois le bouton a menacé de se
changer en un ulcère phagedenique. Les personnes qui avoient pris ainsi la Vaccine, ont
été plus indisposées que celles qui l'ont eue
par inoculation. Assez ordinairement les ser-
vantes des fermes qui prennent la maladie,
sont forcées de garder le lit pendant un jour
ou deux. Jenner croit que cette différence
vient uniquement de la place où l'infection a
lieu : que le virus de la Vaccine, inséré sur
quelque partie de la main, présentera les mêmes
nuances : et que si on les a toujours observées
chez ceux qui avoient pris la maladie en trayant
les vaches, c'est parce qu'ils ont toujours été
inoculés à la main Cette opinion est probablement fondée : car, deux ou trois personnes
inoculées au carpe ou au doigt, ont eu une tumeur également colorée de cette teinte bleuâtre
et accompagnée des mêmes nuances. La Vaccine ne se communique jamais que par une
inoculation, soit accidentelle, soit intention-
née. Il n'y a point une Vaccine naturelle et
une Vaccine inoculée, elle est la même, qu'elle
soit comuniquée par la vache ou transportée
de l'homme à l'homme.

La Vaccine n'est pas contagieuse.

La tumeur qui caractérise la Vaccine, qui

en est l'effet constant, et pour ainsi dire isolé
et unique, ne laisse point échapper d'effluves
capables de la reproduire. C'est en vain qu'on
a essayé de propager l'infection, sans le contact du virus, sur une partie de la peau entamée ou dépouillée de son épiderme; on a ré-
pété plusieurs fois cette expérience, et il n'y
a point d'inoculateurs qui ne l'ait faite. Des
enfans qui n'étoient pas inoculés ont constamment vécu et couché avec ceux qui l'étoient,
ils n'ont pas été infectés : Jenner a fait aspirer
la tumeur dans tous ses périodes , sans rien
produire. Quelques personnes ont cru que la
Vaccine, lorsqu'elle étoit accompagnée d'une
éruption générale , pouvoit alors se communiquer par contagion; mais les observations
qu'on a citées ne sont point assez exactes; on
n'a pas prouvé que ces éruptions qui ont propagé la maladie par leurs effluves, n'aient pas
été des éruptions varioleuses; on n'a pas non
plus examiné si les boutons produits par ces
effluves, n'étoient pas des boutons de petite
vérole. Il est de fait qu'on n'a jamais vu les
émanations du virus de la Vaccine, produire
la tumeur que j'ai décrite. Lorsque j'ai appliqué du virus frais sur le bras, et que j'en ai
frotté la peau, sans toutefois l'entamer, je
n'ai rien produit. Si la maladie se communi-
quoit d'une personne qui l'auroit à une autre
qui ne l'auroit pas, ce ne seroit qu'autant que

la tumeur étant déchirée, il en échapperoit quelque portion de virus qui toucheroit un endroit de la peau gercé ou coupé ; c'est-à-dire, que ce ne seroit que par le procédé d'inoculation. D'ailleurs, la matière sèche très-vite, elle est visqueuse, elle adhère fortement à tous les corps sur lesquels elle peut être déposée : au bout de quelques jours le fil qui en est imprégné, sert à peine à reproduire la maladie, quelque soin qu'on employe à le maintenir sous l'épiderme ; ainsi de toutes les manières, la contagion de la Vaccine est une chimère, on ne peut pas craindre de la voir, comme la petite vérole, se répandre malgré nous : bien loin de-là, nous redoutons sans cesse de la voir s'éteindre, et de ne pouvoir nous procurer un virus assez récent et assez actif pour la propager.

Cette propriété de non-contagion fait qu'il est assez peu important de savoir si la Vaccine ne préserve pas de la Vaccine, et si elle peut affecter deux fois la même personne : lors même que cela seroit, cela n'empêcheroit pas qu'on dût se la faire inoculer, puisqu'on ne la reprendroit que lorsqu'on se soumettroit volontairement à une seconde inoculation. Il paroît que la Vaccine présente ici des anomalies, peut être les mêmes que celles que l'on a observées lorsqu'on l'a inoculée à gens qui avoient eu la petite vérole ; la question n'est pas entièrement décidée : M. Jenner a vu une femme qui avoit eu la Vaccine, la reprendre une seconde fois en trayant des vaches malades ; mais il m'a dit lui-même, que dans ce temps-là il n'avoit pas encore une assez grande habitude de cette maladie, pour décider si cette tumeur secondaire étoit absolument la même que la tumeur produite par une première infection. Dans la maison d'inoculation, ceux qui venoient de finir le cours de la maladie, ont toujours résisté à l'essai qu'on a fait de suite de la leur communiquer une seconde fois. Je n'ai eu qu'une occasion de voir cet essai tenté sur une personne qui avoit eu la Vaccine plusieurs années auparavant. Un homme qui l'avoit prise en trayant des vaches, vint à la maison d'inoculation pour être inoculé de la petite vérole ; on ignoroit dans l'endroit qu'il habitoit, que la maladie qu'il avoit eue, et dont il portoit la cicatrice, fut un préservatif contre l'infection variolique : cet homme passa plusieurs semaines, entouré de petites véroles et de vaccines, on lui inocula l'une et l'autre sans rien produire.

De l'Inoculation.

Tous les procédés d'inoculation sont également bons ; leur effet est le même, il n'y a qu'une seule raison qui puisse faire préférer au vésicatoire ou à l'incision, la méthode d'insérer le virus par une simple piquure, c'est qu'alors on obtient unetumeur parfaitementré-gulière; l'on se ménage ainsi un diaguostic aisé.

Ici nous n'avons point à considérer, comme dans l'inoculation de la petite vérole, si l'é-ruption est moindre, en raison directe ou inverse, de la quantité du pus qu'on a appliqué. Il est inutile d'élever ou de combattre cette opinion, que les plaies d'inoculation sont des exutoires par où le venin sort, et qui diminuent le nombre des boutons. Ces questions et beaucoup d'autres qui ont occupé les inoculateurs, tombent d'elles-mêmes ici, où il ne s'agit que de produire une affection locale. Un seul bouton a le même effet que deux ou trois, ou un plus grand nombre : il faut remarquer cela; les cicatrices restent toute la vie, il est inutile de les multiplier par une quantité de piquures; la mode de porter les bras découverts, doit nous les faire gâter le moins possible. Lorsque le virus est frais ou fluide, la piquure la plus superficielle suffit; lorsqu'il est séché, on est forcé d'enfoncer la lancette plus profondément, et de tâcher de l'essuyer à l'épiderme qu'on soulève.

La saison est indifférente pour l'inoculation; dans tous les temps le succès a été le même, le froid, comme la chaleur, n'a aucune influence; la Vaccine n'excitant au plus qu'un léger mouvement de fièvre, on n'a ni accident, ni complication à redouter : ainsi, on peut inoculer sans un examen rigoureux de la santé de l'individu : il suffit qu'il ne soit pas dans le cours de quelque maladie fiévreuse ; encore est-il douteux que si dans un semblable cas l'inoculation prenoit, elle augmentât le danger où le malade pourroit être : mais on attribueroit à la Vaccine, ce qui proviendroit d'une autre maladie : ce seroit une faute grave de la part de l'inoculateur. Au reste, tous les individus, foibles, d'une constitution appauvrie, même alités, ont joui du bienfait de ce préservatif. Tous les âges y ont également participé : seulement plus les inoculés sont jeunes, et plus il est rare qu'ils soient indisposés. Les enfans depuis l'âge de quinze jours, jusqu'aux environs d'un an, n'ont presque jamais eu de fièvre sensible : les mères seulement ont remarqué que leur nourrisson avoit eu pendant quelques heures un peu plus de chaleur que de coutume, ou bien qu'il avoit été un peu plus endormi. La dentition n'est point un obstacle : elle s'est toujours faite sans accidens ; au contraire, les enfans ont paru mettre des dents avec plus de facilité pendant le cours de l'inoculation ; cela a été si constant, que je ne m'étonne pas d'avoir vu des partisans zélés de la Vaccine, croire qu'elle agissoit directement sur la pousse des dents, et l'accéléroit.

Préparation et Traitement.

Si la Vaccine demandoit un traitement difficile ; si ce traitement devoit faire naître autant d'opinions différentes que celui de la
petite vérole, la Vaccine ne seroit pas le préservatif d'une maladie, elle en seroit une elle-
même; mais elle agit sur le corps, sans que
l'art ait besoin d'augmenter ou de diminuer
son effet : la curation est nulle aussi bien que
la préparation. Lorsque la fièvre a été un peu
forte, une purgation a paru faire du bien ;
lorsque l'inflammation du bras a été incom-
mode, de l'eau tiède ou de l'eau de goulard a
soulagé; lorsque cette inflammation a été accompagnée de suppuration à la place d'inoculation, un simple cataplasme émollient a
suffi : l'induration qui existe autour du bouton
se dissipe d'elle-même, sans aucune application. Il n'est point nécessaire de changer en
rien le régime des inoculés, tout cela est
prouvé par un nombre d'expériences assez
grand pour faire loi.

La Vaccine garantit de la Petite Vérole.

Une affection locale aussi legère que celle
de la Vaccine, une inflammation, un bouton
en un mot, ne mérite pas le nom de maladie.
La Vaccine, comparée à la petite vérole,
peut être considérée comme un préservatif ;

mettre l'une à la place de l'autre, ce n'est pas un simple échange de maladie, ce n'est pas substituer un mal à un autre mal : l'avantage est évident, le gain est réel et très - grand. Si un vésicatoire avoit la propriété de nous garantir de la petite vérole, il ne seroit pas un remède plus doux que ne l'est la Vaccine : chacun en conviendra. On accordera sans difficulté que la Vaccine est l'indisposition la plus légére possible ; mais est-il bien vrai que cette indisposition si légère, que ce bouton, nous garantisse de la petite vérole ? ceci n'est pas aussi facile à décider.

Dans les premiers jours de l'inoculation de la petite vérole, on ne pouvoit pas concevoir que la maladie ainsi greffée, fut la même que celle qu'on prenoit par la contagion ; il fallut du temps avant qu'on fut convaincu de leur identité. La Vaccine est un fait bien plus extraordinaire que celui de l'inoculation : elle câdre bien moins encore avec nos préjugés et nos connoissances. Comment nous persuaderons nous qu'une pustule née sur le pis d'une vache, puisse, en se reproduisant sur l'homme, l'empêcher de prendre la petite vérole ? Quelle analogie il y a-t-il entre ces phénomènes ? Quelle suite de raisonnemens, quelle théorie appuiera un fait aussi nouveau, aussi étrange ? Il n'y a point de théorie, il faut l'avouer, qui justifie la chose devant le tribunal de notre raison, mais l'expérience entasse les preuves, et notre incrédulité, quelque fondée qu'elle soit, est forcée de céder.

Pour prouver que la Vaccine préserve de la petite vérole, je ne pourrai que retracer rapidement les faits que j'ai vus, qui ont déjà été publiés ailleurs, et qui sont consignés dans différens ouvrages.

Lorsque Jenner annonça au public que la Vaccine étoit un préservatif de la variole, il n'appuyoit encore la vérité de cette découverte, que sur la tradition des gens de son pays, et sur un petit nombre d'expériences qu'il avoit faites lui-même. On pouvoit supposer que quelque inexactitude dans ces expériences, ou bien que quelques-unes de ces anomalies auxquelles le corps humain est sujet, avoient induit en erreur ce médecin ingénieux : si les individus que Jenner avoient inoculés de la Vaccine, n'avoient pas pris la petite vérole, lorsqu'il essaya de la leur donner, on pouvoit croire que ces personnes n'avoient pas dans ce moment la disposition nécessaire : quelques exemples peu nombreux n'étoient pas concluans ; souvent on a inoculé trois ou quatre fois la petite vérole avant que de réussir ; souvent un homme a été exposé aux miasmes de cette maladie, sans la prendre, ce n'est que plusieurs années après

que

que la contagion a pu avoir prise sur lui et l'infecter : l'ouvrage donc de Jenner excitoit la curiosité et l'intérêt, sans entraîner la conviction ; cela est vrai, mais depuis la publication de cet ouvrage, les inoculations de la Vaccine se sont tellement multipliées, que toutes ces objections sont renversées : le doute n'existe plus que pour ceux qui ignorent l'histoire de cette découverte, ou pour ceux qui rejettent le témoignage de ses nombreux historiens.

Il est de toute authenticité qu'en Angleterre plusieurs milliers de personnes ont été inoculées de la Vaccine ; il est également reconnu que ces personnes n'avoient pas eu la petite vérole auparavant, et qu'elles ne l'ont pas prise depuis lors. Cette découverte a trouvé des antagonistes comme toute autre nouveauté ; tout ce qu'il y a en Angleterre de gens de l'art, a pu vérifier la vérité de la chose ; cependant personne encore n'a rapporté un exemple contraire à l'assertion de Jenner. Si l'on dit qu'il n'y a que trois ans qu'on pratique cette nouvelle inoculation, et que dans un espace de temps aussi court, l'on n'a pas pû approfondir cette matière, l'on peut répondre que l'étonnante rapidité avec laquelle cette méthode s'est répandue, supplée à la brièveté de sa durée. Dans presque toutes les provinces de

E

l'Angleterre, on a inoculé plusieurs centaines d'individus ; à Londres, un seul médecin, M. Woodville, en avoit inoculé trois mille en moins de deux années. Si la Vaccine n'étoit pas un préservatif, est-il probable que parmi tant de personnes, aucune n'eût été atteinte par la contagion variolique, qui a régné partout, et continuellement. D'ailleurs, le plus grand nombre de ceux qui ont eu la Vaccine, a été soumis à l'épreuve réitérée de l'inoculation de la petite vérole : tous y ont résisté. J'ai été témoin d'un si grand nombre de ces expériences, que j'ose l'affirmer, et je jouis de la certitude d'une découverte, dont la seule probabilité transportoit d'aise l'homme le plus phlegmatique.

Il faut bien distinguer de la petite vérole, cette affection locale qui en a les caractères, et que le virus variolique peut produire sur quelque partie du corps d'une personne qui a déjà eu ou la petite vérole ou la vaccine.

Lorsqu'on a inoculé avec le venin variolique, les individus qui avoient eu la Vaccine, ordinairement cette inoculation n'a rien produit du tout ; les piquures qu'on avoit faites ont séché sans produire aucun accident ; d'autrefois cette insertion du virus de la petite vérole, a été suivie d'une inflammation de la peau qui a disparu au bout de cinq ou six jours : enfin, dans quelques cas assez rares, l'inoculation a produit un bouton de petite vérole à la place même ou le virus avoit été inséré.

Je citerai un seul de ces cas, parce qu'il a été observé par plusieurs Médecins, et qu'il est accompagné d'un degré d'authenticité qui malheureusement manque souvent à plusieurs excellentes observations de médecine.

Trois enfans de M. Schiels ayant eu la Vaccine une année auparavant, furent ce printemps exposés aux miasmes varioliques dans l'hôpital de la Petite Vérole de Londres : on les inocula en même temps à chaque bras. Sur deux de ces enfans, l'inoculation ne produisit qu'une rougeur éphémère : chez le troisième, il se développa à la place d'inoculation, un bouton absolument semblable à un bouton de petite vérole; il suppura, forma un croute, et la matière qu'on en retira, et avec laquelle on inocula, donna une petite vérole parfaitement caractérisée. Ce fait s'est passé dans la maison d'inoculation, sous les yeux de plusieurs inoculateurs anglais : ils n'en ont pas moins considéré ces trois enfans comme une nouvelle preuve du pouvoir que la Vaccine a de garantir de la petite vérole. Ces médecins n'ont vu dans ce bouton variolique qui a paru sur l'un de ces enfans, qu'une affection locale, qui auroit pu également se développer, si cet enfant avoit eu la petite vérole au lieu de la Vaccine. En effet, l'opinion de ceux qui se sont beaucoup occupés de la petite vérole, et que leur pratique a mis à même d'observer un grand nombre de cas, est celle-ci : l'on ne prend pas, et l'on n'a pas deux fois la petite vérole; mais si on l'inoculoit à tous ceux qui l'ont eue, plusieurs d'entr'eux offriroient le même fait que cet enfant de M. Schiels. Une seconde inoculation n'affecte pas la généralité du système, mais la maladie causée par une première infection, n'ôte pas toujours à la peau et au cuir, la faculté de réagir lorsque le même virus les irritera. L'action spécifique de ce virus peut changer, encore une seconde fois, la disposition de l'organe qu'il touche immédiatement, et cet organe ainsi modifié, reproduira un virus du même genre, capable d'affecter la constitution d'un individu qui n'aura pas encore été soumis à son influence. Si dans les cas dont nous parlons, l'individu éprouve du mal-aise ou de la fièvre, c'est une suite de l'irritation locale et de la sympathie qui existe entre le système de la peau et d'autres organes, tels que l'estomac et les intestins.

Ces cas d'une seconde infection locale ne sont point rares, il existe même peu de personnes qui n'aient pas eu occasion de voir quelques boutons de petite vérole, chez des individus qui avoient eu cette maladie, plusieurs années auparavant: les gardes-malades, les nourrices, souvent les médecins-inoculateurs, ont fourni ces exemples; seulement on a négligé de soumettre ces boutons à la pierre de touche, c'est-à-dire qu'on n'a pas essayé d'inoculer avec le pus qu'ils contenoient. Dezoteux cependant rapporte une expérience de ce genre : tous ceux qu'on inocula avec le pus que fournit un de ces boutons, eurent une petite vérole aussi complette que si la matière avoit été prise sur un sujet varioleux (1). Je ne doute pas qu'en essayant la même chose, on n'obtienne le même résultat, car ces boutons ont la même apparence et suivent la même marche que ceux de le petite vérole. Nous étions tellement persuadés de cela, M. Wachsel et moi, que nous négligeâmes une occasion d'en faire l'essai sur une personne qui n'eût laissé aucun doute. Sarah Fosset avoit été inoculée à la maison d'inoculation par M. Wachsel, et le journal de la maison portoit que l'inoculation avoit réussi ; l'éruption d'ailleurs, quoique légère , avoit laissé quelques traces. Cette femme perdit d'une petite vérole confluente, un enfant qu'elle nourrissoit; deux ou trois jours après , elle eût au visage et sur la joue où la main de l'enfant avoit toujours reposé, 19 pustules tout-à-fait semblables à des boutons va-

---

(1) Traité d'Inoculation de Dezoteux et Valentin , p. 199.

rioliques : ces pustules suppurèrent, formèrent
des croûtes et laissèrent des marques ; le visage
fut enflé et douloureux. Il seroit inutile de
recueillir ici un plus grand nombre de faits ana-
logues, il suffira de dire que de quinze à vingt
mille personnes qui avoient eû la Vaccine
lorsque je quittai l'Angleterre, aucune n'a pris
la petite vérole par contagion ; et si l'application du virus variolique a produit sur quelques-
unes, une affection locale, mais varioleuse,
la même chose a lieu sur des sujets qui ont eû
la petite vérole naturelle ou inoculée.

L'on ne peut se refuser à des expériences
aussi nombreuses, certifiées par les Médecins les
plus considérés, et appuyées par le témoignage
du public intéressé dans cette affaire. Le seul
doute qu'on élève encore, est celui-ci : la Vaccine, demande-t-on, est-elle un préservatif
pour la vie entière ? ne faut-il pas attendre un
siècle ou cinquante ans avant de prononcer sur
les propriétés de ce moyen prophylactique ?
Tous ces individus que l'on cite, n'ont subi
l'épreuve que depuis deux ou trois ans. Dans
une affaire ou l'analogie ne peut nous guider,
où les faits seuls nous instruisent, forment
notre croyance, décident notre jugement et
notre conviction, quelle certitude avons nous
sur la durée de l'effet de la Vaccine ; ne devons nous pas sans cesse frémir de voir ceux
qui l'ont eue, victimes tôt ou tard de leur sé-

curité. J'ai souvent entendu faire cette ob-
jection, je me suis gardé d'y opposer des raisonnemens ; je n'ai point cherché à montrer
que la nature de ce préservatif, entraînoit
avec elle une espèce de certitude de sa durée,
parce que la Vaccine ne nous garantit pas de
la petite vérole en neutralisant le virus de
cette contagion, mais en opérant un changement dans notre organisation. Les raisons pa-
thologiques ne sont pas d'un grand poids, l'expérience vaut mieux : encore ici elle nous ras-
sure, et détruit les objections.

Si l'on n'a inoculé la Vaccine que depuis
trois ans, la maladie règne dans les fermes
depuis près de cinquante ans ; elle y est connue
depuis ce temps-là pour le moins. Nous avons
vu qu'elle est la même, qu'elle soit communi-
quée par la vache, ou transportée de l'homme
à l'homme. Or nous avons des sujets qui l'ont
prise en trayant les vaches, il y a trente ou
quarante ans, et qui depuis lors ont toujours
résisté à la contagion, ou aux essais qu'on a faits
de leur inoculer la petite vérole.

Ces mêmes individus et leur nombre est assez
grand, vu que la Vaccine est endémique dans
plusieurs comtés de l'Angleterre ; ces mêmes
personnes, dis-je, qui ont eu la maladie il y
a plusieurs années, nous ont montré que ce
virus, en agissant sur nous, avoit la propriété
de nous garantir de la contagion variolique,

sans produire aucune autre altération dans notre corps. J'en ai vu plusieurs, ils jouissent et avoient toujours joui de la santé ordinaire aux autres hommes : ainsi ce que l'on a pu dire du danger d'introduire un virus inconnu, capable d'envenimer nos humeurs, n'est nullement fondé, l'expérience nous donne la certitude du contraire.

Le Mémoire que M. Odier, professeur de médecine à Genêve, a publié depuis que ce rapport est sous la presse, me dispense de l'étendre d'avantage : j'aurois pu être plus court si ce Mémoire avoit paru plutôt. Les inoculations faites à Genêve, au nom de six cens, ont donné absolument les mêmes résultats que les inoculations faites en Angleterre. La manière dont M. Odier a présenté ces résultats, rend superflu le secours d'observations faites dans l'étranger : ce Mémoire, qui renferme toutes les preuves et les instructions propres à confirmer ou à répandre la découverte de Jenner, la naturalise sur le Continent.

F i n .